ESSAIS

SUR

L'ÉTIOLOGIE DU CANCER

PAR

LE DOCTEUR HENRI MÉNARD

VITRY-LE-FRANÇOIS

Typographie J. DENIS et Cᵉ, rue Dominé de Verzet, 13.

1907

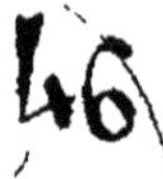

ESSAIS

SUR

L'ÉTIOLOGIE DU CANCER

PAR

LE DOCTEUR HENRI MÉNARD

VITRY-LE-FRANÇOIS

Typographie J. DENIS et Cie, rue Dominé de Verzet, 13.

1907

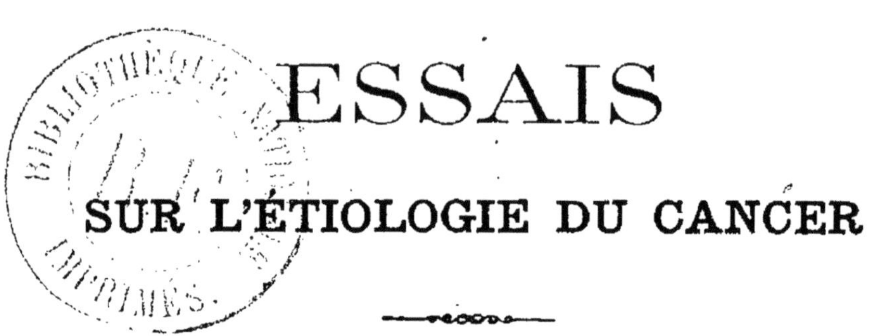

ESSAIS

SUR L'ÉTIOLOGIE DU CANCER

Descartes, s'isolant dans la sphère de la spéculation individuelle, ne voulait même pas savoir « s'il y avait eu des hommes avant lui ». Il proclamait que la clarté des idées était le véritable signe de la certitude. C'est pour avoir exagéré cette doctrine, pour s'être égarée dans des théories suggérées par l'imagination, que la science médicale est restée si longtemps stationnaire. Elle s'est réveillée à la voix de Pasteur, comme elle avait jadis secoué sa torpeur sous l'influence d'Auguste Comte; elle s'est souvenue que l'observation devait être sa base réelle, et à ce nouveau mode d'orientation sont dues les plus belles découvertes du siècle qui finit et de celui qui commence. Mais par contre, on a trop dédaigné le raisonnement et on est tombé dans un excès inverse. C'est qu'en effet il faut allier le raisonnement à l'esprit d'observation. L'explication qui introduit le plus d'ordre et de simplicité dans les faits strictement observés et qui enchaîne le mieux les phénomènes est aussi la plus vraie; là est la pierre de touche des systèmes, là est la véritable méthode.

C'est parce qu'on s'est écarté de ces préceptes que tant de sujets sont restés en suspens. Voyez ce qui se passe aujourd'hui. Deux questions troublantes, d'un très haut intérêt, passionnent depuis quelque temps le monde médical, l'étiologie du cancer et le traitement de la tuberculose. Je suis convaincu que le jour où des esprits distingués, et il n'en manque pas, voudront bien réunir leurs efforts, ce qui ne me paraît pas chose facile à obtenir, pour étudier le problème, en se conformant aux règles précédentes, nous serons bien près d'aboutir.

En ce qui me concerne personnellement, mon attention a été spécialement attirée sur le premier de ces points. Je crois être dès maintenant en possession de quelques données scientifiques, que je désire soumettre à l'appréciation de mes confrères. Le travail que je présente n'est pas une œuvre de haute envergure. Rien de transcendantal, ni de génial. Je n'ai pas la prétention de présenter une idée originale ou des observations qui peuvent surprendre par leur nouveauté. J'ai beaucoup lu, beaucoup écouté, beaucoup observé, beaucoup réfléchi. Au fur et à mesure que les phénomènes s'offraient à mon attention, il me semblait que les faits se déroulaient en obéissant à certaines lois, dans certaines conditions, toujours à peu près les mêmes. Plus j'observais, plus cette impression grandissait, plus elle devenait conviction. Me reportant d'autre part à tout ce que les auteurs ont écrit sur la matière, je remarquais que tout ce que je pensais avait été dit et publié par d'autres. Mais chacun a envisagé seulement un des éléments de la question ; il a marché sans se préoccuper des études faites en dehors de lui. Coordonner les débris épars en un faisceau unique ; condenser dans un fascicule les observations, les raisonnements et les expériences, publiés ici et là dans la littérature médicale ; rejeter résolument les théories contraires au bon sens ; réunir les autres entre elles, les allier l'une à l'autre, après quelques corrections nécessaires ; mais raisonner ainsi en prenant toujours comme base l'observation rigoureuse des faits, m'a paru une œuvre utile, à laquelle je pouvais consacrer agréablement mes vacances. C'est ce travail que je livre aux réflexions de mes collègues. J'ai aussi tenu à faire connaître la brochure si intéressante de mon confrère, le Dr Georges-Louis Weber, avec qui je me suis entretenu bien souvent du sujet qui m'occupe, et auprès duquel j'ai recueilli bien des conseils utiles.

CHAPITRE I.

Que faut-il penser de l'hérédité du cancer ?

L'hérédité du cancer repose sur une croyance populaire dont l'origine remonte à un passé déjà lointain et qui a été partagée, elle l'est encore, par bon nombre d'autorités médicales. Mais que valent au juste les données sur lesquelles repose cette croyance ? C'est ce que nous nous proposons d'examiner aujourd'hui.

I

D'abord faisons appel à notre gros bon sens. Il nous donnera cette notion capitale : Un individu, père ou mère de famille, âgé de vingt, vingt-cinq, trente ans, qui pourra mourir d'un cancer à l'âge de cinquante, soixante, soixante-dix ans, se trouve dans l'impossibilité absolue de transmettre à ses enfants une maladie, qu'il aura peut-être un jour, mais qu'il n'a certainement pas, au moment où il les engendre ou il les conçoit. De même, un individu, père ou mère de famille, âgé de vingt, vingt-cinq, trente ans, qui pourra contracter la vérole à l'âge de cinquante, soixante, soixante-dix ans, se trouve dans l'impossibilité absolue de transmettre à ses enfants la syphilis s'il ne l'a pas au moment où il les procrée ou les conçoit. Un individu, qui doit être infesté à trente ou trente-cinq ans par le bacille de Koch ne transmettra pas la tuberculose aux enfants qu'il aura à l'âge de vingt ou vingt-cinq ans, s'il est à cet âge complètement indemne. En un mot un individu ne peut pas transmettre une maladie qu'il n'a pas. On aura beau m'opposer n'importe quel sophisme, on aura beau ergoter. Rien ne prévaudra contre cette notion dictée par le sens commun et qui s'impose à nous avec évidence.

Envisageons la même question sous une autre forme. Prenons comme exemple ce père de famille qui mourra d'un cancer à l'âge de soixante-dix ans.

Cet individu présente, dites-vous, « un vice du sang » en vertu duquel, à un âge avancé, une tumeur maligne apparaîtra en un point quelconque de l'organisme, et c'est ce vice de sang qu'il transmettra aux siens.

1° Pardon : mais sur quoi vous basez-vous pour affirmer qu'il existe un vice du sang ? Sur quel argument d'ordre rationnel, sur quelle preuve d'ordre expérimental vous appuyez-vous pour émettre une pareille assertion ?

Sur aucune. Donc c'est une conception de l'imagination. Cela me suffit amplement pour la rejeter.

2° Et d'ailleurs, cette vue de l'esprit combien elle est vague, confuse, peu compréhensible !

3° Cependant, en réfléchissant bien, on s'aperçoit que cette vieille expression « vice du sang » ne peut signifier autre chose que : infection générale de l'organisme ; précisons davantage : présence dans le sang de micro-organismes ou mieux encore de toxines, sécrétées par un micro-organisme spécifique.

Voilà donc une infection qui va rester latente, ne se manifester par aucun symptôme pendant soixante-dix, quatre-vingt, quatre-vingt-dix ans ! Cela est absolument inadmissible. Donc l'idée est irrationnelle.

4° Ce n'est pas tout. Le manque de logique est poussé beaucoup plus loin. A un moment donné, une tumeur apparaît dans un point de l'organisme. Le territoire lymphatique est envahi. L'engorgement ganglionnaire établit une barrière entre la zone atteinte et le torrent circulatoire. La maladie est localisée. L'état général reste bon. C'est la première période. Mais bientôt la barrière est franchie. L'économie tout entière est envahie. La cachexie amène la mort. C'est la deuxième période. Ainsi donc, il y a une première infection qui demeure complètement silencieuse pendant quatre-vingt dix ans ; puis un beau jour la maladie redevient locale ; enfin elle se généralise de nouveau. Mais c'est de l'incohérence. C'est inadmissible.

5° Enfin si une pareille infection existait réellement, l'individu devrait être vacciné au bout de peu de temps et il serait ainsi réfractaire à la maladie.

Je suis désormais en droit de dire : Un individu ne peut pas transmettre à ses descendants une maladie qu'il n'a pas, mais qu'il aura peut-être trente ou quarante ans plus tard.

J'estime que ces considérations, dictées par le sens commun, ruinent complètement la vieille théorie de l'hérédité du cancer.

Nous devons nous demander maintenant si un individu, atteint de cancer au moment où il procrée ou conçoit ses enfants, peut transmettre à ceux-ci le mal dont il est atteint. Un syphilitique peut avoir des enfants syphilitiques. En est-il de même pour la maladie qui nous occupe ?

A

Si l'observation de la vérole nous permet de pencher vers l'affirmative, l'observation de la tuberculose, avec laquelle le cancer offre aussi beaucoup d'analogies, nous incite à la négative. L'hérédité tuberculeuse n'existe pas. Les enfants de tuberculeux deviennent eux-mêmes tuberculeux, non parce qu'ils sont issus de parents malades, mais parce qu'ils sont en contact permanent ou prolongé avec leurs proches, avec d'autres malades, ou dans des locaux habités au préalable par des tuberculeux, tous infectés par le bacille de Koch, qui ne tarde pas à les frapper à leur tour. La meilleure preuve, c'est que si l'on a soin de soustraire un pareil enfant au contact de ses parents et de l'élever dans de bonnes conditions hygiéniques, cet enfant pourra devenir robuste, vigoureux, et en tout cas échapper à l'infection bacillaire. Chaque jour nous rencontrons des sujets, issus de souche tuberculeuse, et qui sont cependant forts, pleins de santé, chez lesquels on serait loin de soupçonner une pareille origine.

L'expérimentation vient d'ailleurs à l'appui de la clinique. Sur un millier d'expériences de laboratoire qui ont été faites, jamais, sauf une seule fois, le bacille de Koch n'a traversé le placenta, jamais il n'a pu être transmis de la mère au fœtus.

Ce qui existe pour la tuberculose peut aussi être vrai pour le cancer.

B

Voyons ce qui se passe dans la syphilis héréditaire. Très souvent, il y a plus, généralement les lésions apparaissent dans les premiers jours, les premières semaines, les premiers mois, qui suivent la naissance ; la première apparition de celles qui se montrent plus tard devient de plus en plus rare à mesure que l'on s'éloigne de la naissance. La maladie est nettement transmise de la mère au fœtus ; elle est héréditaire.

En est-il de même pour l'affection qui nous occupe ? Généralement le néoplasme apparaît cinquante, soixante, soixante-dix, quatre-vingt, quatre-vingt-dix ans après la naissance. Sans doute il peut apparaître aussi plus tôt ; mais cette apparition devient de plus en plus fréquente à mesure qu'on s'éloigne de la naissance. D'autre part, on n'a jamais vu un enfant venir au monde et présenter une tumeur maligne. Donc la maladie de l'enfant devenu vieillard n'est nulllement transmise par la mère. Le cancer n'est pas héréditaire.

2° J'ai dit que la première apparition des lésions de l'hérédosyphilis devient de plus en plus rare, à mesure que l'on s'éloigne de la naissance. Eh bien ! je suis convaincu que si l'on avait observé avec soin dès les premiers jours, ou les premières semaines, ou les premiers mois les enfants atteints plus tard de lésions spécifiques, on aurait trouvé des traces de la maladie. Ricord, dont personne aujourd'hui partage la manière de voir à ce sujet, niait la période d'incubation de la vérole ; il l'appelait période d'inobservation et disait que le chancre, encore fort petit, passait inaperçu. Eh bien ! il y a dans ces cas de syphilis héréditaire une période d'inobservation. Les symptômes sont légers, fugaces, passent inaperçus. Dans d'autres cas, le médecin ne soupçonnant nullement la vérole chez les ascendants, ou trompé par ceux-ci, rattache les lésions à une autre cause. Généralement enfin, le praticien qui constate les ravages de l'affection chez l'enfant de dix ans et l'adolescent de quatorze ans, n'est pas le même que celui qui a soigné le malade encore enfant. Songez aussi que le cadre de la vérole atavique a été notablement exagéré et qu'il doit être restreint. En résumé, les lésions de la syphilis héréditaire se manifestent aussitôt ou peu après la naissance. Il n'en est pas de même du cancer, qui ne peut pas être regardé comme une maladie héréditaire.

De cette étude, résultat du bon sens, découle cette notion fondamentale : l'hérédité cancéreuse n'existe pas.

II

Nous devons maintenant examiner et discuter les faits. Nous allons étudier les statistiques dressées par les auteurs. Il est évident qu'envisagées en elles-mêmes, les statistiques ne signifient rien. On fait dire tout ce que l'on veut aux statistiques. Enregistrer avec complaisance et sans contrôle les faits favorables, discuter avec parti pris et rejeter les faits défavorables, grouper le tout avec habileté, faire compléter par des élèves, heureux de plaire au Maître, et parfois peu scrupuleux, la liste des faits déjà classés par celui-ci, voilà à quoi se résument les statistiques.

Cependant, quand l'idée, que celles-ci sont appelées à confirmer ou à créer, est juste, quand elle est approuvée ou mieux encore, comme ici, proclamée au préalable par le bon sens, quand de plus dans tous les différents pays, les ensembles de chiffres sont en parfaite concordance, il faut s'incliner et reconnaître la valeur des nombres. Entreprenons une pareille étude avec beaucoup de soin.

En Russie, le Docteur Geinatz (Russky Wratsch, 1903, n°s 9 et 10), a fait porter son enquète sur 210 cas de cancer en vue d'élucider la question de l'influence héréditaire. Dans 192 cas = 91,3 0/0, l'enquête n'a donné aucun résultat, dont on put s'autoriser pour admettre l'intervention d'une influence héréditaire dans le développement de la tumeur cancéreuse. Dans 18 cas = 8,7 0/0, d'autres membres de la famille, voire 8 fois les ascendants directs (7 fois le père et 1 fois la mère) avaient été affectés d'une tumeur maligne.

En procédant par voie de comparaison, Geinatz a constaté que sur 106 personnes affectées d'une tumeur bénigne, 11 = 6,6 0/0 comptaient dans leur famille des victimes du cancer. Sur 103 sujets atteints d'une affection chirurgicale quelconque, 12 = 11,6 0/0 comptaient des cancéreux dans leur famille. Tout bien pesé, le médecin russe dénie à l'hérédité toute influence dans le développement des tumeurs cancéreuses.

Ces résultats concordent avec ceux qui ont été publiés par d'autres auteurs, par Snow notamment. La statistique dressée par Snow peut se ramener à quelques chiffres. Sur 1075 cas de tumeurs malignes, 169 = 15,7 0/0 concernaient des personnes, qui comptaient des cancéreux parmi les membres de leur famille. Chez des gens bien portants, cette même proportion s'élevait à 17 et même à 19 0/0.

En France, Jaccond et Dieulafoy écrivent que le cancer de l'estomac est héréditaire dans un sixième des cas environ. Polaillon a trouvé que le cancer était héréditaire dans un dixième des cas.

Il ressort de ces chiffres que l'hérédité, qui devrait être la règle, est, au contraire, l'exception et, qui plus est, une rare exception.

Donc, elle n'existe pas.

Aux exemples plus ou moins authentiques et relativement rares de cancers survenus dans une même famille, on peut appliquer la remarque faite par le professeur allemand Hansemann au sujet des exemples de « cancer à deux. » « Etant donnée la fréquence de la maladie cancéreuse, il est tout naturel que, par un effet de pure coïncidence, le cancer se rencontre chez plusieurs membres d'une même famille. »

Le même auteur (Berliner Klin Wochenschrift, 1905, n°s 13 et 361) professe que la prétendue hérédité des tumeurs cancéreuses est une pure légende. Hansemann déclare que, quand on va au fond des choses, quand on passe au crible de la critique, les faits qu'on a invoqués à l'appui de la légende de l'hérédité cancéreuse, on les trouve sans valeur aucune. A preuve l'exemple de la famille Bonaparte. Napoléon Ier et son père sont morts d'un cancer ; Napoléon a succombé à un cancer de l'estomac.

On a prétendu que la famille de l'illustre conquérant était vouée au cancer et on a cité comme preuves complémentaires de cette manière de voir les exemples d'autres membres de la famille Bonaparte, qui passent pour être morts d'un cancer. Or, fait remarquer le professeur Hansemann, à part l'Empereur et son père, les autres exemples sont erronés. Ceux qui, procédant sans parti pris, se sont donné la peine de scruter les documents authentiques, notamment Franck, ont démontré que tous les autres exemples portent à faux.

Pour mon compte personnel, je me suis toujours demandé si Napoléon Ier était réellement mort d'un cancer. Je possède une histoire de la Révolution française et de l'Empire, par Ferrand et de Lamarque, publiée en 1846, chez Cavaillès, 18, quai de l'Ecole. Je lis, page 283 : « Le docteur Antomarchi procéda à l'autopsie du cadavre (de Napoléon), en présence de huit chirurgiens anglais. Le procès-verbal *que ceux-ci dressèrent par ordre du gouverneur* portait que Napoléon avait succombé à une affection cancéreuse héréditaire dans sa famille. *Antomarchi refusa de signer ce document*, persuadé que l'Empereur était mort d'une maladie de foie, produite par le climat de Sainte-Hélène. L'Angleterre refusa de rendre le corps de Bonaparte à sa famille ; il fut enterré, suivant son vœu, dans la petite vallée du Géranium, au bord d'une claire fontaine, ombragée par des saules. »

Je suis frappé par les considérations suivantes : le

docteur Antomarchi, médecin et ami de Napoléon, refusa de signer le procès-verbal. Il déclare que le grand capitaine a succombé à une maladie de foie, maladie très fréquente dans ces pays. Enfin, le gouverneur, le trop fameux Hudson Lowe, a tout intérêt à proclamer que son illustre prisonnier a succombé à une affection entraînant fatalement la mort, et nullement imputable en tout ou en partie aux mauvais traitements qu'il lui a fait endurer. Un doute profond sur le cancer de l'estomac de Bonaparte s'impose à l'esprit. Mais revenons à notre sujet.

Le Professeur Hansemann cite aussi dans son étude le cas d'une femme atteinte d'une maladie grave de l'estomac, à marche chronique ; elle se croyait atteinte du même mal qui avait emporté sa mère, morte d'un cancer de l'estomac. Or, dix-neuf ans se sont écoulés depuis lors, et elle vit encore, ayant récupéré une santé parfaite.

Ce fait me rappelle une de mes malades, Madame P..., âgée de 75 ans, atteinte d'une affection cardiaque, qui devait bientôt l'emporter après avoir déterminé une lésion cérébrale ; cette pauvre dame était sans cesse préoccupée de quelques troubles de l'estomac sans importance, et craignait d'avoir une affection organique de cet organe, maladie à laquelle sa mère avait succombé.

En définitive, en idée et en fait, l'hérédité cancéreuse n'existe pas.

III

Est-ce à dire que dans cette notion d'atavisme, il n'y ait absolument rien de fondé ? Evidemment non. Dans le cancer, comme dans la syphilis, dans la tuberculose, comme dans toute maladie infectieuse, il y a deux facteurs : d'une part, un facteur de premier ordre, celui sans lequel il n'y a rien, la cause efficiente, la cause productrice, la cause déterminante, l'agent pathogène, la graine, disons le mot, les arguments viendront après l'affirmation, le micro-organisme ; d'autre part, un facteur de second ordre, le terrain sur lequel la graine doit tomber, incuber, germer, se développer, fructifier, c'est la prédisposition. Eh bien, le terrain est ici représenté en partie par l'hérédité. Il y a donc lieu de modifier la formule que j'ai énoncée plus haut provisoirement à propos des exemples plus ou moins authentiques et relativement rares de cancers survenus chez les membres d'une même famille.

Tout n'est pas « pure coïncidence ». En réalité les membres de cette famille se sont trouvés, d'une manière provisoire ou permanente, dans un même milieu, ou dans des milieux identiques, où ils se sont trouvés en contact avec l'agent pathogène. Mais ils étaient en même temps un terrain favorable à la culture de cet agent ; et cela se conçoit, puisqu'ils étaient de la même famille. Il y avait chez eux prédisposition.

On dit dans ce cas qu'il y a prédisposition héréditaire. Lorsque le néoplasme survient et c'est, nous l'avons vu, la grande règle, chez un sujet dont la famille ne présente aucun cas analogue, nous avons coutume de déclarer qu'il y a prédisposition acquise. Mais c'est une affirmation purement gratuite. Il peut très bien se faire, et cela doit arriver souvent, que le père ou la mère ou les deux soient des prédisposés et qu'ils aient transmis cette prédisposition à leur enfant; seulement, les ascendants n'ont pas été touchés par l'agent pathogène et la prédisposition est passée inaperçue, tandis que chez le descendant, elle a été soulignée par la cause efficiente. Ici encore la prédisposition devrait être qualifiée d'héréditaire et non d'acquise. Dans quelques familles, où plusieurs membres sont frappés par l'agent pathogène, la prédisposition est indiquée. Dans d'autres familles, plus nombreuses encore, cette prédisposition héréditaire existe aussi, mais elle est ignorée et elle restera ignorée jusqu'au jour où la cause réelle viendra frapper un membre et en révéler ainsi la présence. Mais il existe évidemment des cas où l'on peut jusqu'à un certain point dire : la prédisposition est acquise.

En réalité, il n'y a pas de prédisposition purement héréditaire ; il n'y a pas de prédisposition purement acquise. La prédisposition est à la fois héréditaire et acquise, sans qu'il soit possible de déterminer la part exacte qui revient à chacun de ces éléments. Tout individu est, si j'ose m'exprimer ainsi, constitué par trois facteurs : l'un provenant du père, l'autre provenant de la mère ; le troisième, qui est l'individu lui-même. Par nos habitudes, par nos mœurs, par notre manière de vivre, par notre hygiène, nous aggravons ou nous diminuons le fonds que nous avons apporté en naissant, c'est-à-dire la part de l'hérédité.

Par toutes ces raisons, quand des auteurs viennent nous dire : le taux de l'hérédité du cancer est de : un sixième, un dixième : nous ne pouvons accepter leurs conclusions ; nous ne devons pas admettre une semblable interprétation des chiffres. Oui, sans doute, ces statistiques prouvent que l'hérédité, telle qu'on la comprenait, n'existe pas. Mais ces chiffres ne sauraient en aucune façon être considérés comme représentant la part de l'atavisme, le rôle joué par le terrain dans la production de la maladie. J'en dirai tout autant des statistiques fixant le taux de l'hérédité simple à un huitième des cas, et celui de l'hérédité double à un quart.

Quelle est donc cette graine, cet agent pathogène, dont nous avons parlé ? Quelle idée pouvons-nous nous en faire ? A quelle conception plus ou moins approximative devons-nous nous arrêter ? Quelles preuves avons-nous de son existence ? Devons-nous au contraire proclamer notre ignorance absolue et totale sur la nature du cancer ?

D'autre part, pouvons-nous avoir quelques renseignements sur les caractères du terrain qui se prête à la culture de cette graine ? C'est cette double et intéressante étude que nous allons entreprendre successivement.

CHAPITRE II

Le cancer est-il une affection parasitaire ?

I

Vous avez sans doute été tous frappés par les grandes analogies qui existent entre le cancer, la syphilis et la tuberculose, ainsi que j'ai déjà eu l'occasion de la signaler. Dans la première de ces affections, le néoplasme constitue le symptôme initial ; dans la seconde, c'est le chancre induré. Dans les deux, envahissement de tout le territoire lymphatique correspondant : engorgement ganglionnaire établissant la démarcation entre ce territoire et le torrent circulatoire. L'affection est localisée. Bientôt la scène change. Ici, infection de l'économie, apparition des accidents secondaires. Là, cachexie et mort. N'en est-il pas ainsi dans la tuberculose pulmonaire ? D'abord lésions limitées à l'arbre respiratoire, avec adémopathie trachéo-bronchique. Puis période de consomption, phtisie. La tuberculose reconnaît comme cause spécifique le bacille de Koch. La syphilis est due au treponema pallidum de Schaudinn, le chancre induré se développe au lieu précis où a eu lieu l'inoculation. Pourquoi ne pas admettre que le cancer est dû à un micro-organisme et que la tumeur apparaît à l'endroit même où s'est produite l'inoculation ?

II

Cette manière de voir s'imposera davantage à votre esprit, si vous voulez bien considérer que dans un certain nombre de cas, où les chirurgiens ont pratiqué largement l'extirpation de la tumeur et surtout celle des ganglions lymphatiques envahis, la reproduction du néoplasme n'a pas été observée. C'est surtout dans les affections du sein, après curettage du creux axillaire, que ces faits heureux ont été notés. M. Lancereaux a rappelé que certains cancers peuvent guérir après ablation et ne jamais récidiver, sans qu'il soit possible de savoir d'avance si ce résultat sera obtenu. Le professeur Reclus nous a fait connaître que dans une dizaine de cas d'opération peu largement faite du cancer de la langue, il n'a pas observé de récidives depuis de nombreuses années. Le très regretté M. Bouilly nous a déjà fait connaître des cas analogues.

M. Legueu a présenté à la Société de Chirurgie une femme opérée dix ans auparavant d'un cancer du vagin d'apparence désespéré ; elle est parfaitement guérie. Dans la même séance, M. Tuffier citait un cas de cancer du sein analogue. Tillaux, dans ses cliniques parle de lésions utérines, considérées comme tumeurs malignes, opérées comme telles, n'ayant jamais reparu ; il en conclut qu'il y a eu erreur de diagnostic. Il est très probable qu'il n'en était rien et qu'il s'agissait d'affections organiques, qui ont guéri. La femme d'un médecin a été atteinte d'un cancer du col de l'utérus, opéré comme tel il y a plusieurs années, et elle se porte bien aujourd'hui. Est-il possible de nier que tous ces faits plaident fortement en faveur de l'existence d'un micro-organisme ? Notez aussi, dans le même ordre d'idées, que, si le chirurgien n'enlève pas largement la tumeur et notamment les ganglions altérés, la récidive sur place ou la généralisation cancéreuse ne tardera guère à s'effectuer, et l'on en comprendra facilement la raison.

III

Un troisième ordre de faits vient à l'appui des considérations précédentes. Le cancer se manifeste de préférence sur les parties de l'organisme en rapport avec le milieu extérieur. Remarquez, en effet, la rareté avec laquelle se manifestent les tumeurs des organes profondément situés, je parle des néoplasmes primitifs bien entendu : rein, cerveau, pancréas, prostate, etc., et par contre la fréquence de celles qui siègent sur le revêtement cutané ou sur le tube digestif, en rapport avec les aliments et les boissons venus du dehors. Notez la rareté relative des affections organiques de l'intestin grêle et la fréquence de celles du gros intestin et parmi celles-ci la fréquence plus grande des néoplasmes du rectum. Songez aussi que celles de l'œsophage, de l'estomac se localisent de préférence dans les points qui sont particulièrement exposés au contact des aliments.

IV

M. le Docteur André Jousset, agrégé de la Faculté, médecin des hôpitaux, faisait dernièrement, à l'hôpital

Beaujon, une leçon à la clinique du Professeur Debove : « Trois théories, disait-il, sont actuellement en présence pour expliquer l'étiologie du cancer : la théorie de l'hérédité, celle de l'anarchie cellulaire, et la théorie parasitaire. Les deux premières ne tiennent pas devant la discussion ». Et cela posé, il se prononçait nettement en faveur de la théorie parasitaire. Et, en effet, comme il le disait fort bien, le cancer se comporte comme un parasite. Il suscite des greffes, soit dans son voisinage immédiat, soit à distance. Les chirurgiens, au cours de leurs opérations sanglantes, ont souvent déterminé de ces greffes. Comme le faisait encore remarquer le docteur Jousset, telle ponction d'ascite a produit une greffe de cancer cutané, lorsque cette ascite accompagnait un cancer du péritoine. Un certain nombre d'expériences ont démontré que le cancer est transmissible par voie de transplantation, par voie de greffe. On se rappelle que Doyen, opérant à Reims un cancer de l'un des seins d'une femme, greffa sur l'autre sein une parcelle de la tumeur et détermina ainsi dans un délai très court la formation d'un second néoplasme.

V

Si de l'homme nous passons aux animaux, nous remarquons qu'il existe parfois parmi ceux-ci, quand ils sont élevés en commun, de petites épidémies de cancer.

VI

Il y a plus encore. Beaucoup de bons esprits ont été

frappés par l'analogie qui existe entre le cancer de l'homme et des animaux d'une part, et le cancer des arbres d'autre part. Ceux-ci, en effet, présentent des tumeurs malignes, qui vivent aux dépens de la plante sur laquelle elles ont pris naissance et en déterminent la mort. Lisez à ce sujet la remarquable thèse soutenue devant la Faculté de Paris par le docteur Léon Noël, le 17 février 1897. Vous y verrez que dans les départements de l'Ain et du Jura existent de grandes forêts de sapins dans lesquelles un certain nombre d'arbres sont détruits par la maladie dont nous parlons. Consultez avec attention les observations si intéressantes publiées dans cet ouvrage. Vous constaterez que nombre de personnes, notamment des gardes, des douaniers, un inspecteur des forêts, ont succombé à des tumeurs malignes. Vous y apprendrez encore ce fait intéressant : les habitants de tel village ont vécu pendant un assez grand nombre d'années, sans qu'aucun d'eux présentât un cas d'affection néoplasique. Un beau jour, un douanier est atteint de lésion organique et voilà la maladie installée dans la localité.

N'a-t-on pas fait d'ailleurs cette remarque importante que l'affection s'observe plus souvent chez les individus qui habitent au milieu des bois, plus souvent dans les villages et les villes situés au voisinage des forêts ? Ces analogies frappantes entre la pathologie de l'organisme végétal et celle de l'organisme humain, ces lésions fréquentes chez les sujets en contact journalier avec les végétaux malades, ne nous prouvent-elles pas qu'un micro-organisme préside à l'éclosion des accidents ?

VII

Pour justifier, du reste, l'exactitude d'une semblable proposition, il me suffit de constater que le mal sévit à un moment donné dans un pays où il était inconnu depuis un assez grand nombre d'années, quelle que soit la situation de cette localité, que ce soit au milieu des montagnes ou au milieu des plaines. Et ici, je puis vous citer comme exemple le petit village de Champlittes, dans la Haute-Saône.

VIII

C'est également dans la thèse du docteur Léon Noël que vous trouverez relatées des expériences qui ont été perdues de vue en France et qui ont été, l'année dernière, reprises par les savants américains. C'est aussi là que vous verrez signalées les maisons à cancer, et particulièrement la maison d'Auteuil. Insistons sur ce point important.

Tout le monde sait que dans plusieurs localités on a signalé des habitations où le mal atteint avec une fréquence singulière les locataires successifs. A Vitry-le-François, dans la Marne, quatre personnes qui ont habité successivement une même maison, ont succombé à des tumeurs malignes. Il n'existait entre ces quatre personnes aucun lien de parenté. Je ne puis m'empêcher de penser que si ces quatre individus avaient appartenu à la même famille, on n'aurait pas manqué de voir là un exemple frappant de l'hérédité. Voilà comment on peut dénaturer des faits vrais en eux-mêmes. Voilà comment on écrit l'histoire. Et sachez bien que mon interprétation n'est pas seulement le résultat du raisonnement. Elle vous sera tout à l'heure démontrée par l'expérimentation.

Nous pouvons donc dès à présent admettre que dans ces maisons existe le parasite du cancer. Là doit s'arrêter l'affirmation. Cependant, nous avons le droit de pousser plus loin nos réflexions et de nous arrêter à des conceptions rationnelles. N'est-il pas juste de penser que le micro-organisme siège principalement et primitivement dans les bois avec lesquels ces maisons ont été construites, par conséquent dans les planchers et parois des appartements? N'existe-t-il pas plus fréquent et plus virulent dans les maisons humides, là où se développent avec tant de facilité les moisissures, les champignons et tant d'autres infiniment petits ? Inutile d'insister maintenant sur les diverses et multiples considérations qui peuvent se présenter spontanément à l'esprit : présence de micro-organisme dans les bois des meubles, notamment dans les buffets, garde-manger, armoires, d'où possibilité de la contamination par les viandes, légumes, fruits que l'on y conserve ; présence du parasite dans les tentures de l'appartement, dans les rideaux des lits, dans les poussières qui flottent dans l'air, etc., etc. Et pour revenir à cette question des aliments conservés dans les armoires, je vous citerai particulièrement les confitures, à la surface desquelles il est très fréquent de constater une couche de moisissures. Je m'en suis tenu jusqu'ici aux appartements meublés et habités. Que n'y aurait-il pas à dire à propos des endroits inhabités, caves, greniers, cours, jardins, cabinets d'aisances...? Enfin, si nous songeons que les maisons d'une même localité sont en grande partie construites avec des bois d'une même provenance, et que dès lors ces habitations sont soumises aux mêmes lois d'hydrologie, il est facile de comprendre que l'affection sévisse avec plus d'intensité dans certains pays que dans d'autres. Enfin n'y a-t-il pas lieu de faire jouer un certain rôle aux moustiques, aux mouches et même aux puces, ainsi que le pense le docteur Léon Noël? Loin de moi d'ailleurs la pensée de prétendre que le parasite siège exclusivement sur les arbres et dans les bois des maisons. Il est très probable, au contraire, qu'il a encore d'autres sièges et d'autres origines. Examinons l'une d'entre elles.

IX

Nous savons malheureusement que les opérateurs radiopathes, qui ne défendent pas leurs mains contre les rayons X, s'exposent aux inoculations des cancers qu'ils soignent. Depuis quelque temps, sept de nos malheureux confrères, ceux qui les premiers se sont consacrés au maniement des rayons, en dernier lieu le docteur R..., ont succombé ou vont succomber à des cancers des doigts. Comment interpréter de pareils faits, sinon en admettant que : d'une part les extrémités digitales, soumises à des conditions anormales, à une température différente de la température ordinaire, deviennent le siège de radio-dermites, de brûlures, qui mettent les tissus en état de minoris resistantiæ, créant ainsi des érosions, des effractions, des portes d'entrée ;

d'autre part, sous les mêmes influences, la virulence du micro-organisme se trouve exaltée ? De ces observations, je ne puis m'empêcher de rapprocher les faits cliniques suivants :

Dans une récente communication faite par le regretté professeur Poirier et le professeur Fournier, au sujet de malades atteints de cancer de la langue, nous voyons que presque tous les sujets sont des syphilitiques et presque tous sont des fumeurs : chez les syphilitiques non fumeurs, le cancer est rare. Et ces Messieurs font remarquer que, pour les mêmes motifs, le cancer de la langue est rare chez les femmes. N'insistons pas sur le terrain syphilitique qui joue ici un rôle important, ou pour préciser davantage, sur la leucoplasie buccale d'origine syphilitique. Qu'est-ce à dire, sinon d'abord que le tabac renferme souvent le parasite du cancer et qu'ensuite, à supposer qu'il n'en soit pas ainsi et que celui-ci reconnaisse une autre origine, les tissus, sous l'influence d'une température supérieure à la normale, sont mis en état de moindre résistance, et que la virulence du micro-organisme est augmentée ?

Autre fait analogue. J'ai souvenir d'avoir entendu dire à Péan que plusieurs fois il avait observé des cancers de la verge chez des hommes dont les femmes présentaient des tumeurs malignes de l'utérus, et il voyait là avec raison une contamination, ce qui se conçoit très bien si l'on se rappelle ce que nous venons de dire et si l'on songe que la température du vagin est toujours plus élevée que celle de la périphérie du corps. Enfin, je signalerai l'observation, publiée dans la thèse du docteur Léon Noël, d'un cas de tumeur de la langue survenue chez un chien qui avait léché un néoplasme siégeant sur le visage de son maître. Nous sommes donc dès maintenant en possession d'une notion nouvelle : dans certaines conditions, se rapprochant plus ou moins de celles que nous venons d'exposer, et probablement dans d'autres encore qu'il nous est pour le moment impossible de déterminer, le cancer est une maladie infectieuse, contagieuse, ce que d'ailleurs ont affirmé plusieurs observateurs, entre autres le professeur Spillmann, de la Faculté de Nancy.

Est-ce à dire pour cela que le cancer est toujours contagieux ? Evidemment non. Car aux exemples de contagion on peut opposer des exemples plus nombreux encore de non contamination. Nous nous bornerons donc à dire qu'il est contagieux dans un certain nombre de circonstances. Poursuivons notre argumentation.

X

Rappelons-nous que pendant longtemps l'actinomycose a été confondue avec le cancer. On sait enfin aujourd'hui que l'affection, commune à l'homme et aux bovidés, est déterminée par un parasite végétal, que la contagion s'exerce par les graminées imprégnées du parasite, et qu'il suffit, en général, d'une écharde de blé, d'avoine, introduite sous la peau, dans le pharynx, dans la cavité d'une dent cariée, pour développer la maladie. N'est-il pas probable que le parasite du cancer présente beaucoup d'analogie avec celui de l'actinomycose ? Mon excellent confrère, le docteur Ducor, qui a publié sur la question une brochure extrêmement intéressante et très approfondie, fait remarquer que jusqu'ici la recherche du micro-organisme du cancer a été faite dans le cadre des bacilles, et que l'on aurait de bien plus grandes chances d'aboutir si l'on étudiait les parasites végétaux. Je me range absolument à cette manière de voir. A ceux qui ont le légitime désir de réussir incombera la tâche suivante : concentrer son attention sur le cancer des arbres, sur les tumeurs des sapins de l'Ain et du Jura ; faire appel au concours des botanistes, des horticulteurs ; prendre des renseignements auprès des personnes compétentes habitant les localités : gardes, douaniers, inspecteurs, médecins. C'est en s'engageant dans cette voie qu'on aura de très grandes chances de trouver la solution du problème.

En résumé, comme le dit excellemment M. le docteur Lancereaux (*Bulletin de l'Académie de Médecine*, séance du 26 décembre 1906) : « L'observation clinique et le raisonnement conduisent à accepter aujourd'hui la théorie parasitaire du cancer épithélial ».

XI

A l'appui de l'observation clinique et du raisonnement, le docteur Lancereaux donne des raisons d'ordre histologique : « Le cancer, dit-il (lococitato), évolue du centre à la périphérie, ainsi que la plupart des affections parasitaires : sa propagation par greffe et non par infection, la propriété que possèdent ses éléments de proliférer à la façon de l'ovule stimulé par le spermatozoïde, ce sont là autant de raisons sérieuses pour admettre qu'un agent animé, plutôt qu'une substance chimique, est le point de départ, le primum movens de la végétation cellulaire, l'origine du bourgeon initial du cancer. »

Après le raisonnement, l'observation clinique, l'histologie, voyons l'expérimentation.

A

Le cancer est inoculable à la façon des maladies infectieuses.

En Angleterre, MM. Baschford et Murray ont pu reproduire par des inoculations successives à des souris quinze cents fois le volume de la tumeur primitive.

B

Cancer chez des animaux renfermés dans des cages infectées.

(Communication faite le 30 janvier 1907 à la Société Médicale de New-York, par M. Gaylord. Expériences faites dans le laboratoire de l'Etat de New-York. (*Brit. Méd. Jour.*, 1er décembre 1906 ; *Semaine Médicale*, 6 février 1907).

En octobre 1902 des expériences sur l'inoculation du cancer à des rats sont pratiquées par M. Lœb, à Montréal (Canada). Ces expériences semblent échouer et toutes les cages ayant contenu des rats sont vidées en décembre. Les plus petites de ces cages sont stérilisées à l'air chaud ; les plus grandes ne pouvant entrer dans l'autoclave sont laissées telles quelles. Six mois plus tard on introduit environ six à huit rats dans ces diverses cages. Un an après on constate qu'un des animaux d'une cage non stérilisée présente un volumineux cancer de la paroi abdominale. Toutes les cages sont alors à nouveau évacuées, puis garnies d'autres rats d'une provenance différente. Au bout de quatorze mois, dans la même cage où s'était développé le premier cancer, on trouve deux rats atteints d'une tumeur surcomateuse. Aucun autre rat n'avait présenté de cancer dans les autres cages.

La seconde expérience est peut-être encore plus démonstrative.

Durant l'hiver 1904, on trouve dans une cage peuplée d'un grand nombre de souris, deux animaux atteints de cancer : quelques mois après le nombre des souris cancéreuses monte à 25. La cage est complètement évacuée et repeuplée de souris neuves ; l'hiver suivant deux souris sont cancéreuses et un an après le nombre des malades s'élève à 25.

M. Gaylord fait remarquer que dans ces expériences il est impossible d'invoquer la transmission du cancer par l'hérédité, puisque les lots d'animaux successivement infectés avaient des origines diverses. L'inoculation entre animaux est également impossible, les lots successifs d'animaux n'ayant pas pris de contact direct. La transmission du cancer s'est donc réalisée par l'intermédiaire des cages infectées, et pour l'expérience ayant trait aux rats il est remarquable que le contage cancéreux ait pu conserver six mois son activité dans une cage complètement vide d'animaux.

M. Gaylord cite encore l'histoire d'une cage qui se trouvait chez un marchand de rats ; le marchand déclara que dans l'espace de trois ans plus de soixante rats avaient contracté le cancer dans cette cage.

Les maisons à cancer, dont nous parlions précédemment, ne sont autre chose que les cages dont nous venons de parler. Les locataires successifs de ces maisons qui n'ont entre eux aucun lien de parenté, ce sont les animaux enfermés dans les cages. La transmission du cancer s'effectue par l'intermédiaire de ces maisons infectées, et il importe de noter que le contage cancéreux conserve ses propriétés pendant de longues années.

Nous sommes autorisés à formuler les propositions suivantes :

Après les mémorables expériences de Villemain on pouvait dire : « La tuberculose est une maladie infectieuse et contagieuse ». A Koch était réservé l'honneur de découvrir le bacille spécifique. On a toujours su que la syphilis était une affection microbienne. Le treponema pallidum vient d'être trouvé. Il en est aujourd'hui du cancer comme autrefois de la tuberculose et de la vérole.

1° Le cancer est une maladie parasitaire. Le parasite n'est pas encore connu.

2° Dans un certain nombre de cas, sous des influences encore inconnues, qui ont probablement pour résultat d'exalter la virulence du micro-organisme et d'affaiblir la résistance de l'individu, c'est une maladie infectieuse, contagieuse ; il se transmet de l'homme malade à l'homme sain.

3° En général, il n'est pas contagieux ; il ne se propage pas de l'individu atteint à l'individu bien portant. Le parasite siège dans les divers milieux où séjourne l'homme. Il existe dans un certain nombre de maisons. Le contage cancéreux conserve longtemps son activité.

Une affection peut être de nature bacillaire ou parasitaire sans être contagieuse au vrai sens du mot, c'est-à-dire sans se transmettre directement de l'individu malade à l'individu bien portant.

Et d'ailleurs, n'observons-nous pas chose analogue pour la rage ? L'infection rabique se transmet du chien à l'homme, mais elle ne se propage pas de l'homme malade à l'homme sain. L'hématozoaire de Laveran, notamment, par l'intermédiaire des moustiques, donne la fièvre intermittente à l'individu sain, mais la malaria n'est pas transmise directement par le malade ainsi atteint à un individu bien portant.

Si le micro-organisme joue le rôle capital, il ne faut pas perdre de vue le facteur de second ordre, le terrain sur lequel doit agir l'agent pathogène. Or le terrain, bien que favorable à la culture de la graine quand celle-ci vient à être mise en contact avec lui, offre toujours une certaine force de résistance. Celle-ci permet à l'individu de triompher très souvent du parasite. On s'est demandé si cette propriété pouvait être renforcée par des procédés assez simples, si l'on pouvait créer une immunité plus ou moins durable, réaliser en somme une vaccination contre la maladie qui nous occupe. Eh bien ! je dois dire tout de suite que le problème a été résolu d'une manière satisfaisante, sur les animaux, bien entendu.

Il est probable que ces vaccinations doivent être efficaces contre toutes les variétés de cancer, puisqu'il semble, d'après les recherches d'Erlich et d'Apolant, qu'elles ont une commune origine, ce que paraît du reste confirmer le fait suivant observé par Mme Girard-Mangin dans son laboratoire : un fragment d'épithéliome mammaire de l'homme introduit dans le péritoine d'un rat blanc, y détermine, dans l'espace de cinquante-deux jours, une tumeur développée dans l'épiploon, englobant les anses intestinales voisines et que l'examen histologique montra être un sarcome fuso-cellulaire.

A

Etudions les vaccinations.

I

M. Glowes a observé des souris à qui il a inoculé le cancer. Des tumeurs se sont développées, puis ont disparu spontanément, laissant les animaux dans un état d'immunité absolue à l'égard de toute nouvelle inoculation cancéreuse.

II

D'autre part, l'auteur a inoculé à cent souris du cancer très virulent : au bout de dix jours, 95 de ces animaux présentèrent des tumeurs considérables. A ce moment, on fit chez ces sujets une deuxième inoculation de cancer plus virulent que le précédent ; en même temps, on inocula avec ce même produit un certain nombre d'animaux témoins. Ces derniers présentèrent au bout de dix jours des tumeurs volumineuses ; chez les animaux inoculés pour la deuxième fois, il y avait peu ou pas de traces de néoplasie au siège de la deuxième inoculation. On peut donc penser que le développement d'un cancer au début s'accompagne de la production d'antitoxines qui empêchent le développement d'un cancer nouveau.

III

Les injections de sérum provenant de souris dont le cancer a spontanément guéri retardent nettement l'évolution de la tumeur chez les animaux inoculés. Si l'injection de sérum est faite en même temps que l'inoculation de matière cancéreuse, le développement de la tumeur est manifestement entravé.

L'immunité contre le cancer peut être réalisée par un processus analogue à la vaccination : un sujet à qui on a inoculé une forme bénigne de la maladie est immunisé contre les cancers plus virulents.

B

Communication de M. Bosc à la Société de Biologie sur des essais de sérothérapie anti-cancéreuse.

M. Bosc s'est servi du sérum d'âne et de mouton,

auxquels il avait inoculé en six à dix mois des produits cancéreux humains, la valeur de huit à dix gros cancéromes réduits en pulpe fine en suspension dans l'eau salée. Ce sérum a été injecté à la dose de deux à quinze centimètres cubes, à des intervalles de deux à quinze jours. Il possède une action spécifique très marquée sur le tissu cancéreux pouvant déterminer une atrophie de la tumeur, souvent avec dégénérescence kystique. Il y a diminution très grande des douleurs et amélioration de l'état général. Mais lorsqu'on cesse le traitement, tout recommence.

C

Communication de M. Carl Lewin (de Berlin)
(Extrait de la *Semaine Médicale* du 24 avril 1907).

J'ai trouvé chez une vieille femelle de rat une tumeur de la mamelle dont la structure rappelait celle du cancer alvéolaire de l'homme. Ce cancer produit des métastases surtout dans le poumon et donne lieu à des récidives. J'ai pu le reproduire par inoculation sur cinq générations. J'ai pu, en outre, provoquer de l'ascite, comme dans le cancer humain, en infectant le péritoine. Ces tumeurs inoculées guérissent pour disparaître au bout d'un certain temps. Ni le sexe, ni l'âge, ni la race des rats n'ont d'influence sur le résultat de l'inoculation. Les animaux une fois inoculés ne peuvent plus être infectés ultérieurement, il se produit par conséquent une certaine immunité. Cette tumeur est donc tout à fait différente de ce que l'on désigne sous le nom de cancer des souris.

En somme, comme le pense M. le professeur Roger, les tumeurs cancéreuses « représentent de véritables lésions parasitaires, évoluant comme les lésions microbiennes, suscitant des manifestations et des réactions analogues ». Et pour justifier cette analogie, le professeur Roger fait remarquer que si les microbes n'agissent que par les poisons qu'ils sécrètent ou qu'ils renferment, il en est de même pour le cancer. Mme Girard-Mangin a montré que les tumeurs cancéreuses renferment parfois mais non toujours, des substances extrêmement toxiques. Ces poisons, qui semblent de nature colloïde, ce qui les rapproche encore des toxines microbiennes, sont d'autant plus actifs qu'ils proviennent d'un cancer à tissus plus mous, si bien qu'à la formule histologique du cancer on peut supposer aujourd'hui une formule toxicologique (Mme Girard-Mangin et le prof. H. Roger, « Recherches expérimentales sur les poisons cancéreux », la *Presse Médicale*, 7 novembre 1906, p. 709.).

En définitive, dit encore M. Roger, il est permis de se demander « s'il n'arrive pas souvent que le cancer se développe pour rétrocéder et guérir spontanément ». En d'autres termes, il se produirait pour le cancer ce qui se produit pour la tuberculose ? « Pourquoi, poursuit M. Roger, le cancer serait-il la seule maladie incurable ? Pendant longtemps on a admis que la tuberculose entraîne fatalement la mort. Nous savons aujourd'hui que bien souvent des lésions, même avancées, se cicatrisent d'une façon parfaite. » « Tous ceux qui ont étudié le cancer de la souris sont unanimes sur ce point : des tumeurs peuvent diminuer ou disparaître. »

Par tout ce qui précède on peut voir qu'il ne faut pas attacher la moindre importance à un argument que l'on mettait autrefois en avant : plusieurs fois, disait-on, des chirurgiens, en extirpant des tumeurs malignes, se sont piqués au cours de leur intervention, et cependant on n'a jamais signalé d'inoculation cancéreuse.

Nous répétons qu'en général le cancer n'est pas contagieux ; il ne se propage pas de l'homme malade à l'homme sain. Donc, en général, il n'y a pas d'inoculation possible. Supposez que pareille proposition soit absolue, il n'y a plus lieu de discuter l'objection précitée. Mais, comme nous l'avons dit, dans un certain nombre de circonstances, la maladie est contagieuse, infectieuse, inoculable, et il y a lieu de réfuter l'argumentation des adversaires.

Veuillez considérer que le nombre des chirurgiens qui se blessent en opérant est restreint et plus restreint encore celui de ceux qui se piquent en enlevant des tumeurs malignes. Notez ensuite que l'inoculabilité du néoplasme, qui en règle générale est l'exception en clinique, pourrait bien être nulle dans les conditions où se trouve le patient ; songez qu'il s'agit ici d'un individu déprimé, à jeun depuis la veille, inquiet, abattu. D'autre part, tenez compte du terrain représenté ici par le praticien. Il y a des tempéraments réfractaires, et ceux qui offrent un milieu de culture favorable résistent très souvent. Ce n'est pas tout. Quand on vient de se piquer, on se hâte de laver la plaie, on exerce une certaine pression sur le doigt, afin de favoriser l'écoulement du sang et de s'opposer dans toute la mesure du possible à l'introduction du virus dans l'économie. En outre, l'introduction de l'asepsie et de l'antisepsie en chirurgie, l'habitude qui se répand de plus en plus d'opérer avec des gants viennent encore s'ajouter aux raisons que nous venons d'exposer.

En définitive, l'inoculation du cancer dans les conditions indiquées, quoique possible théoriquement, peut très bien être nulle dans la pratique ; en tout cas, elle est rare. A supposer même qu'elle soit encore assez fréquente, elle reste ignorée et cela pour plusieurs raisons. Ici les confrères chargés de donner leurs soins au malheureux médecin, imbus de la vieille théorie de l'hérédité, rejettent avec dédain l'hypothèse d'une inoculation. Là on fait avec raison et volontairement le silence absolu par esprit d'humanité pendant la vie du patient, par égard pour les préjugés de la famille, après sa mort. Ailleurs, le malade lui-même oublie sa piqûre, qui remonte à une date plus ou moins éloignée et à laquelle il n'a pas attaché d'importance. Comme maintenant la possibilité de l'inoculation de l'affection est chose démontrée, et que l'attention a été attirée sur ce point important, il est possible qu'à l'avenir, des faits qui autrefois passaient inaperçus et ignorés, soient désormais signalés à notre attention. Sans aller plus loin, je sais que tout dernièrement un chirurgien distingué, attaché à une Faculté du Nord de la France, a vu se développer un cancer du doigt, à la suite d'une piqûre contractée pendant une ablation de tumeur maligne. Notre confrère s'est fait amputer le doigt. Pour l'instant les choses en sont là. En résumé, cette objection formulée autrefois ne tient pas devant la discussion.

En somme, proclamer que le cancer est une affection parasitaire, c'est s'incliner devant le raisonnement, l'observation clinique, l'histologie et l'expérimentation ; c'est rendre un nouvel hommage aux lois posées par notre immortel Pasteur. Et cela est si vrai que cette doctrine est professée généralement à l'étranger. Elle est adoptée par la majorité des médecins allemands. Elle est très en faveur en Angleterre et en Russie. En Amérique, elle semble pareillement réunir l'approbation générale. Au Canada, elle a trouvé des défenseurs dans MM. Lœb et Lepthorm Smith. Ce consensus universus doit être pris en très sérieuse considération.

CHAPITRE III.

Je ne m'attarderai pas à discuter la théorie de l'anarchie cellulaire. Voici comment on peut la résumer en quelques mots.

Tout notre organisme se compose d'une série de cellules : ces cellules sont des organismes vivants ayant une existence propre, mais en même temps ils font partie d'un être ; ils ont donc une existence individuelle et une existence collective. A ce dernier point de vue, ils sont soumis à une réglementation commune ; ils reçoivent les ordres d'une sorte de pouvoir central qui, dans le cas particulier, ne peut être que le système nerveux, régulateur de la nutrition. Supposez qu'à un moment donné des cellules cessent d'obéir au pouvoir central, qu'elles soient anarchistes et se développent sans s'inquiéter de ce qu'il adviendra de l'organisme qui les porte et dont elles se nourrissent.

Ces cellules pourraient être détruites par les cellules voisines, par les macrophages : mais supposez qu'elles aient la force de résister ou que, par la débilitation de l'organisme, la police soit mal faite et la force des macrophages insuffisante, ces cellules se développeront comme de véritables parasites, elles seront les cellules du cancer.

Pure conception de l'imagination, ne reposant sur aucun argument d'ordre rationel, ni d'ordre clinique, ni d'ordre expérimental, une pareille théorie est inacceptable.

D'ailleurs cette conception de l'étiologie du cancer se rattache au fond à la doctrine parasitaire ; elle en diffère par l'hypothèse d'un auto-parasitisme spontané. Mais cet auto-parasitisme spontané se trouve en opposition avec toutes les données scientifiques actuelles qui démentent l'origine extérieure de tous les micro-organismes pathogènes, quels soient-ils.

CHAPITRE IV.

Fidèle à notre programme, nous allons étudier maintenant le terrain, sur lequel évolue le cancer.

On dit que l'arthritisme représente précisément le terrain sur lequel se manifestent les tumeurs malignes.

Et d'abord l'arthritis existe-t-il ? Je vous engage à lire sur ce sujet la brochure que vient de faire paraître à la date du 20 novembre 1906 mon collègue et ami, M. le docteur Weber. Notre confrère est loin d'être un inconnu pour le public médical ; il a déjà publié plusieurs opuscules fort intéressants, notamment sur les rapports du rein flottant avec l'entéro-colite muco-membraneuse, sur la manifestation de l'angine au début du rhumatisme articulaire aigu, etc... Tout dernièrement il a eu l'occasion d'écrire un fascicule très intéressant sur « la seule diathèse qui soit encore debout », comme on a l'habitude de dire, ce qui est déjà un grave argument contre l'existence de la prétendue diathèse. Dans un ouvrage intitulé l'Arthritis, maladie microbienne et contagieuse, M. le docteur Guyot avait indiqué le diplocoque de Leyclen comme le microbe spécifique des affections arthritiques dont le prototype, selon lui, serait le rhumatisme articulaire aigu. M. le docteur Weber a démontré qu'une telle affirmation n'était nullement prouvée, et il a émis, à cette occasion, au sujet de l'arthritisme, des idées très justes que je vais essayer de résumer le plus brièvement possible. Tout ce qui suit est extrait de la brochure de mon confrère.

Les médecins des temps les plus reculés avaient confondu sous le nom d'arthritis toutes les affections articulaires de causes alors ignorées. A une époque plus rapprochée de nous on a étendu cette même désignation à une foule de syndromes de causes non moins inconnues, en rapports réels ou présumés avec les affections articulaires. L'arthritis consisterait donc dans les rapports plus ou moins réels de toutes ces inconnues entre elles, rapports qui ne doivent le plus souvent leur valeur qu'au patronage de telle ou telle personnalité en renom.

Bazin admettait quatre diathèses : l'arthritisme, l'herpétisme, la scrofule et la syphilis. Aussitôt la promulgation des quatre diathèses publiées, les internes de l'hôpital Saint-Louis se mirent en quête de leurs antécédents héréditaires et personnels pour se classer dans la nouvelle voie indiquée par le Maître. Aucun ne voulut se reconnaître dartreux, moins encore scrofuleux. Syphilitique, alors ? Fichtre ! Ils se proclamèrent donc tous arthritiques.

La mystification, après d'aussi joyeux débuts, devait comporter une suite et chacun, suivant sa fantaisie, fit rentrer dans l'arthritisme les maladies dont les causes restaient obscures. C'est ainsi que Pidoux y déversa la tuberculose. Selon cet auteur, l'arthritisme était capable d'engendrer la *phthisie tuberculeuse,* en dehors *de toute tuberculose.* Cette proposition complétait d'ailleurs cette autre du même auteur : « La tuberculose n'est pas une maladie qui commence, mais une maladie qui finit ».

Depuis lors, les conquêtes de l'arthritisme ne se comptent plus. Les articulations ne sont plus seules en cause ; toutes les infections d'origine imprécise, toutes les névroses, combien d'affections cutanées, combien de troubles fonctionnels aussi, ont été successivement rattachés à l'arthritisme ? Il existe des cas de tabes et de paralysie générale qui ne ressortissent pas à la syphilis et dont les causes nous échappent. Mais pourquoi ne pas confesser hautement notre ignorance à l'égard de ces causes ? On s'en est bien gardé et on a déversé systématiquement dans l'arthritisme toutes les affections d'étiologie obscure. Le champ de la diathèse moderne s'étend aux deux tiers de la pathologie. Il embrasse, dit le Professeur Reclus, « l'immense majorité de l'espèce humaine. » Aussi M. le Professeur Guyon pouvait-il dire dans une de ses leçons : « L'arthritisme et l'herpétisme sont le refuge des étiologistes aux abois ».

Certains esprits ont tenté de projeter un peu de lumière dans le chaos des affections dites arthritiques. Le Professeur Bouchard croyait avoir résolu la question, en caractérisant ces affections par le « ralentissement de la nutrition ».

Lécorché et Robin ont trouvé, au contraire, que cette nutrition était accélérée.

Plus prudente l'hypothèse émise par Boucheron il y a plus de vingt ans : « Le sucre dans le diabète, l'acide urique dans la goutte, constituent des effets et non des causes. Ce sont là des produits de fermentation tout comme l'alcool et l'acide carbonique résultent de la fermentation du sucre. Si de temps immémorial on a connu les résultats de la fermentation du sucre, on sait depuis moins longtemps que l'agent de cette fermentation est la levure de bière ». Et Boucheron ajoutait : « Qui nous montrera cette autre levure à laquelle sont dus goutte et diabète ? »

Certains faits nous montrent pourtant avec la dernière évidence combien la conception de l'arthritisme est fausse.

Il y a soixante ans l'arthrite blennorrhagique rentrait de plein droit dans le cadre des affections dites arthritiques. Elle en sortait dès 1866, c'est-à-dire à la date même où Ferréol montrait à la Société médicale des Hôpitaux la relation de l'arthrite avec la blennorrhagie, relation corroborée depuis 1879 par la découverte du gonocoque. De même dans ces dernières années les rhumatismes syphilitiques et tuberculeux se sont dégagés du cadre des affections arthritiques avec lesquels ils étaient confondus autrefois.

C'est sur l'existence de ces rhumatismes tuberculeux que se fonde actuellement le Professeur Poncet, de Lyon, soutenu par son élève Leriche, pour nier l'existence de la diathèse et rattacher à la tuberculose toutes ses manifestations. Il y a là, selon moi, une grande exagération. Cette thèse, vraie dans un assez grand nombre de circonstances, ne saurait s'étendre à tous les cas. Donc, au fur et à mesure que se dégagent les causes des affections articulaires, s'effondrent parallèlement aussi les pierres qui constituent la base même de l'arthritisme antique. A ceux qui seront tentés de résoudre ce gros problème de l'arthritis, dont la solution est si difficile en raison de l'équivoque même sous laquelle il se présente, incombera la tâche suivante :

1° Définir nettement ce qu'il faut entendre par arthritisme.

2° Préciser les conditions capables de produire, tantôt telle maladie, tantôt telle autre, ici la goutte, là le diabète, etc... Mettre en évidence, s'il y a lieu, les microbes qui donnent naissance à ces affections. Soumettre ces microbes au contrôle des lois pastoriennes.

3° Montrer enfin et surtout le lien qui réunit les divers syndromes de la maladie.

Je m'associe entièrement à ces conclusions. Je tiens aussi à souligner les réflexions suivantes que je copie intégralement : « Une telle démonstration, d'une rigueur scientifique absolue, remplacerait avec avantage toutes les hypothèses, toutes les vraisemblances même présentées sous le patronage de tel ou tel dieu du jour. Avec raison notre confrère Helme écrivait dans un de ses récents articles : « Combien de ces faux dieux sont tombés depuis 1875. » A la doctrine du « *Magister dixit* », Pasteur substitua cette inflexible méthode, qui le conduisit à ses plus belles découvertes. »

Qu'il me soit permis d'ajouter des observations personnelles.

Oui, sans doute, l'arthritisme, tel qu'on le conçoit, n'existe pas. Mais cependant il y a un groupe de maladies, telles que la goutte, le diabète,... qui sont reliées entre elles par un lien commun, qui évoluent sur un même terrain. Il y aurait lieu de délimiter exactement ce groupe, de préciser les affections qui le constituent, de faire connaître la cause ou les causes qui déterminent chacune d'entre elles. Mais il ne me paraît pas difficile d'indiquer dès maintenant la nature de la chaîne qui les réunit l'une à l'autre. La plupart des observateurs ont noté de tout temps, sans le souligner d'une manière expresse, que ces divers états morbides s'observent sur les individus de constitution solide, robuste, sur ce que j'appellerai les tempéraments sanguins.

Je ne me dissimule pas que cette appellation manque de précision ; il y aurait lieu de l'approfondir, ce qui est impossible dans l'état actuel de nos connaissances. Mais enfin l'expression que nous employons désigne un fait, qui s'impose à nous avec évidence.

Nous pouvons donc dire avec assurance : Le tempérament sanguin est en réalité le terrain sur lequel se donnent rendez-vous un certain nombre d'affections dites arthritiques ; les unes se développent toujours, les autres de préférence seulement sur ce terrain.

Ne voyons-nous pas d'un autre côté que les constitutions faibles, débiles, les tempéraments lymphatiques, sont le siège d'une certaine quantité de maladies, désignées aujourd'hui encore improprement sous le vocable de scrofule ? Est-ce que plusieurs lésions, autrefois dites scrofuleuses, comme les lésions osseuses suppurées, entr'autres la carie, comme les adémites suppurées, ne sont pas des tuberculoses localisées, dues au bacille de Koch. Est-ce que celui-ci ne fleurit pas de préférence sur ces terrains pauvres ?

Nous pouvons donc résumer tout notre travail en ces quelques lignes. La tuberculose, la syphilis et le cancer constituent une triade pathologique. La tuberculose reconnait comme cause spécifique le bacille de Koch. La syphilis est due au treponema pallidum de Schaudisen. Le cancer est une affection parasitaire : le parasite n'est pas encore connu.

La tuberculose frappe de préférence les tempéraments lymphatiques. Le cancer frappe de préférence les tempéraments sanguins. « Le cancer, disait le chirurgien Desprès, est la maladie des gens qui se portent bien. » La syphilis frappe tous les tempéraments.

J'ai dit, avec raison, de préférence, car le bacille de Koch frappe aussi des gens très vigoureux. De même le parasite du cancer atteint des individus lymphatiques. Tant il est vrai, comme je le disais plus haut, que le terrain est un facteur de second ordre. Et notez qu'en règle générale il n'y a pas de tempérament purement sanguin et de tempérament purement lymphatique. Il y a des tempéraments à prédominance sanguine et des tempéraments à prédominance lymphatique.

N'oublions pas le rôle joué par la syphilis. Celle-ci augmente la prédisposition au cancer, comme à toutes les maladies. « La vérole, comme l'a dit le professeur Fournier, est le fumier sur lequel se développent toutes les pourritures ».

Notons enfin que dans ce terrain favorable à l'éclosion de la graine se trouvent des territoires, des zones qui sont tout particulièrement exposés à l'inoculation par le parasite ; c'est ce que l'on a appelé avec raison les locus minoris resistentiæ, qui jouent le rôle de portes d'entrée et constituent de véritables effractions. Ainsi se comportent les tumeurs bénignes, depuis une simple verrue, la crasse des vieillards, jusqu'à l'énorme corps fibreux de l'utérus, qui peuvent subir ce que l'on a appelé la dégénérescence cancéreuse. Ainsi agissent les érosions et les ulcérations de toute sorte, les lésions cutanées de l'eczéma et du psoriasis, le psoriasis buccal. Ainsi surtout se comporte le traumatisme, dont on a tant exagéré l'importance, et qui se borne à créer des érosions, à affaiblir la résistance des tissus.

Notre modeste tâche est terminée. Ainsi que je le disais, je n'ai pas la prétention de résoudre le problème. Je me suis borné à en poser les données ; j'indique simplement les points sur lesquels l'observation et le raisonnement doivent porter. Je laisse à des collègues plus expérimentés le soin de trancher définitivement la question. Je crois qu'on y arrivera, en étudiant de près les parasites végétaux. Je pense qu'on fait fausse route, en s'obstinant à chercher dans le cadre des bacilles. Aussi, malgré la haute autorité du Docteur Doyen, je ne puis, jusqu'à nouvel ordre, me résoudre à accepter le micrococus neoformans comme étant le microbe spécifique. Et cependant cet éminent chirurgien est l'un des premiers, sinon le premier, qui ait proclamé que l'affection est due à un micro-organisme.

Quoi qu'en aient dit ses détracteurs, il a obtenu et il obtient tous les jours des succès incontestables et très remarquables, grâce à sa sérothérapie. Du reste, un jugement définitif ne pourra être porté que quand il jugera à propos de nous révéler tout ce qu'il sait sur cet important sujet.

VITRY, TYP. J. DENIS ET Cie.

www.ingramcontent.com/pod-product-compliance
Ingram Content Group UK Ltd.
Pitfield, Milton Keynes, MK11 3LW, UK
UKHW021018200726
13857UKWH00004B/1488